DISCOURS

SUR

LA PHARMACIE

CONSIDÉRÉE

PAR RAPPORT AUX IDÉES ACTUELLES,

Par M. Armand Gaillard,

ÉTUDIANT EN PHARMACIE,

Lu à la Société d'Emulation, le 19 Avril 1837.

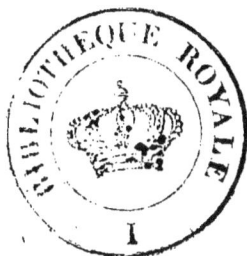

Il faut aimer son métier pour le bien faire.
J.-J. ROUSSEAU.

Celui qui aime son état n'est jamais oisif.
MALLEBRANCHE.

Le plus rare, et le plus précieux de tous les biens c'est l'amour de son état.
D'AGUESSEAU.

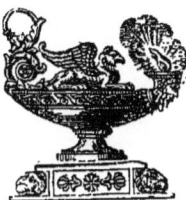

TARBES,

IMPRIMERIE DE F. LAVIGNE.

1837.

DISCOURS

SUR

LA PHARMACIE

CONSIDÉRÉE

PAR RAPPORT AUX IDÉES ACTUELLES.

> Toutes les sciences ne forment qu'un aggrégat;
> de là aussi des idées générales dans tout discours
> scientifique : de là vient encore que ce n'est ja-
> mais d'une qu'on a à s'occuper; c'est plus encore,
> aucune science ne peut se suffire à elle-même ;
> chacune empiète sur le champ de sa voisine.

MESSIEURS,

Le jour où je pris place dans cette enceinte, à vos côtés, fut pour moi un jour de bonheur : je me glorifiai, et non sans raison, de pouvoir associer mes faibles efforts à vos travaux : je me dis, et cela avec une certaine satisfaction, satisfaction que vous concevez tous : toi aussi, tu es envieux de connaître, et voici le chemin de la science. Alors, comme aujourd'hui, Messieurs, je me présentai avec la confiance que vous m'écouteriez avec indulgence.

Je ne dirai pas, Messieurs, à quelle époque remonte la Pharmacie. Je ne dirai pas non plus quel fut le premier sentiment qui porta l'homme à chercher dans la nature un

remède pour apaiser les maux de son semblable. L'huma=
nité a ses droits ; elle parla au cœur du premier homme
comme elle parle au cœur de chacun de nous; il serait du
reste bien difficile de lui assigner sa véritable origine; elle
aussi se perd, comme une foule d'autres choses, dans la nuit
du temps.

La Pharmacie consista d'abord dans la simple application
de quelques végétaux ; elle dut s'accroître long-temps dans le
silence, avant qu'aucun traité pût même en révéler l'existence.
Si je voulais ici m'étendre sur ce que fut la Pharmacie dans
ses premiers jours, si je voulais la suivre dans ses dévelop-
pements successifs, ce serait des ouvrages de Cinc-Nong,
empereur de la Chine, dont je devrais d'abord parler ; puis
de ceux d'Hérophile, et mieux encore de ceux des Galien
et des Sylvius, et d'une foule d'autres grands hommes dont
les annales de la science nous gardent le souvenir : mais ce
n'est pas là ma pensée, et ce serait sortir du cadre que je
me suis tracé que de venir discuter de pareilles questions,
aujourd'hui surtout qu'elles sont pour nous d'un faible intérêt. Ce qui doit, je crois, nous occuper, à l'époque où nous
sommes, du train où vont les choses, c'est de bien fixer nos
idées, d'arrêter quelque chose au milieu de ce monde de
systèmes, de cette divergence d'opinions si propre à user
l'ardeur de connaître qui nous anime tous. Oui, Messieurs,
on l'a dit et il faut le redire encore, nous ne sommes pas,
comme il le paraît à quelques-uns, à une époque de révo-
lution particulière, mais à une ère de transformation générale ! La société entière se modifie, voilà ce que nous disent
ceux qui observent la marche des sciences. Plus haut placés
que nous, ils voient de plus loin d'autres besoins, d'autres
idées qui doivent nécessairement amener un nouvel ordre de
choses. Que ces besoins soient réels ou factices, il n'en est
pas moins vrai qu'ils existent. Que ces idées soient bonnes
ou mauvaises, il faut qu'elles fassent leur cours; car, ici

bas, le bon comme le mauvais, le vrai comme le faux, tout a ses moments.

On s'étonne, et toutefois c'est à tort, de ce que la Pharmacie a été si lente dans sa marche. Comment, se dit-on, n'a-t-elle pas toujours marché de pair avec les autres sciences? n'a-t-elle pas eu aussi ses époques? n'a-t-elle pas eu ses grands hommes? Ce reproche mal fondé, fait par des hommes qui ont peu réfléchi sur la nature des choses, ne peut atteindre personne, pas plus les générations passées que les générations présentes; il ne porte sur rien. Comment n'a-t-on pas vu que la Pharmacie a d'abord été une science purement et simplement d'expérience, et que tout ce qui doit s'acquérir par l'expérience est long à apprendre?

L'expérience est sujette aux temps, aux lieux, et le reste : l'expérience médicale n'a ni ne peut avoir une marche générale ; car c'est sur l'état et la disposition d'un chacun qu'elle se règle.

L'expérience ne peut donc pas être suivie à la trace, puisqu'elle n'a pas une marche régulière, qu'elle va par sauts et par bonds.

L'expérience enfin s'appuie sur les siècles : par eux elle prend force et fait règle. Voilà ma réponse à ceux qui me tiendraient un pareil langage.

Que maintenant on me dise que la Pharmacie a eu ses jours de malheur, ses moments de *statu quo ;* j'en conviens avec vous. Il n'est malheureusement que trop vrai qu'elle aussi a eu ses esprits systématiques, ces hommes qui, amants fous de leurs principes, n'aiment rien de ce qui ne se rattache pas à leur doctrine ; ce sont ces mêmes hommes que je voudrais voir ne jamais se mêler à nos discussions; car ils entravent le progrès.

Il est cependant vrai de dire, Messieurs, que jusqu'à Beaumé, on envisagea la Pharmacie (si toutefois je puis m'exprimer ainsi) trop matériellement. Il semblait qu'on eût ou

blié que chaque chose a sa loi, que chaque effet a sa cause,
que chaque principe fournit sa conséquence, que, pour l'intelligence de plusieurs faits groupés ensemble, il faut une
théorie. Aussi cette science comptait plusieurs siècles de date,
et elle était encore dans son berceau; et l'embarras qu'elle
éprouvait dans sa marche venait de ce qu'elle ne traînait
après elle que des faits sans théorie. Les savants de notre
époque l'ont compris : aussi, se sont-ils appliqués à bien clas-
ser les faits; mais cette étude a dû nécessairement être pré-
cédée d'une autre ; car, pour mettre les faits dans leur ordre, il a fallu les connaître; et c'est par l'analyse et puis
par la synthèse qu'on est arrivé à cette connaissance : c'est
donc par l'analyse qu'à dû commencer le progrès; et c'est
par elle aussi qu'il doit se continuer au milieu de nous.

Aujourd'hui les idées sont, en partie, bonnes; et si elles ne
se réalisent pas, cela tient au manque d'accord : à quelque
chose près, c'est la même pensée qui fait battre tous les
cœurs, qui exalte toutes les têtes, qui met en travail toutes
les intelligences : c'est du moins ainsi que j'ai cru le voir.

Il y a un demi-siècle et plus, Messieurs, que le signal
d'une réforme générale est donné; et, en rendant hommage
à la vérité, nous verrons que ce fut une grande et belle
pensée que celle qui dirigea les travaux des hommes du dernier siècle. D'autres, avant eux, avaient senti le besoin d'une
réforme; mais qui avait osé mettre la main à l'œuvre, qui
avait osé attaquer cette masse imposante d'erreurs, qui osa
secouer l'édifice, qui osa le renverser, qui osa planter le
drapeau de la raison sur ce même terrain où l'empirisme
et l'erreur avaient poussé de si profondes racines? Ce n'était
pas un petit travail que celui que se proposaient tant d'hommes illustres dont le précieux souvenir, confondu avec nos
intérêts, nous restera cher à jamais. Qu'est-ce donc qu'a-
vaient à faire ces hommes? quelle était leur mission et de
qui tenaient-ils leur mandat? A cette question je puis ré-

pondre hardiment : leur mission était sublime ; leur mandat,
ils le tenaient de Dieu. Que de préjugés ils eurent à détruire, que d'opinions à combattre, que de satires à bra-
ver ! Qui de nous ignore les injures qu'eurent à supporter
ces hommes? Honneur et gloire à eux martyrs du sentiment,
de la pensée et de la raison ! ils osèrent dire la vérité à des
hommes qui craignaient de l'entendre ; ils ne voulurent
pas courber leur tête devant cette vieille maxime d'esclave :
Ipse dixit.

Passez-moi, Messieurs, cette légère disgression qui n'est
pas dans mon sujet, mais qui peut cependant s'y rattacher
par bien des considérations. Il est, du reste, si naturel,
après qu'on a reçu un bienfait, de chercher d'où il vient,
que vous me pardonnerez volontiers de m'être laissé aller
doucement là où me conduisait le flot de mes pensées les
plus favorites ; car, à vous dire vrai, Messieurs, dans cette
question, ce qui me plairait le plus, s'il m'était permis de la
traiter à fond, ce serait la partie historique.

Revenant donc, Messieurs, à ma première pensée, je vous
dirai : nous tous qui sommes pleins de vie et d'avenir, nous
tous qui vivons d'espérance, travaillons courageusement et
sans relâche au grand œuvre. La société est comme l'enfant
qui, à mesure qu'il grandit, a de nouveaux besoins et de
nouvelles idées ; et ce sont ces besoins et ces idées que
chacun doit comprendre. A ceux qui nous diraient : les so-
ciétés s'en vont, nous répondrons : vous, nous ne vous com-
prenons pas ; vous ne parlez pas la langue du pays : et qui
donc vous aurait si bien informés? La providence vous au-
rait-elle admis à son conseil, vous qui ne cessez de jeter
des cris de malheur et de réprobation sur notre société, vous
qui semblez faire des préparatifs pour assister dignement aux
funérailles du plus beau royaume du monde? Pour moi qui
ne compte encore que quelques jours dans cette vie ; qui ne
date que d'hier, il me semble toutefois que l'ange protec-

teur de la France ne l'a pas tout-à-fait délaissée. Je crois
la voir se relever du bord de la fosse, chassant devant elle
le vandalisme dont le râlement effraie encore quelques-uns
d'entre nous. C'est le cri de mort qui se fait entendre : la
nouvelle génération pousse devant elle le vieux siècle, qui
va tous les jours s'abymer dans la tombe : sa mission est ac-
complie.

Je sais, Messieurs, que nos désirs nous aveuglent quelquefois sur la réalité des choses. Je sais que l'espérance a
aussi son fanatisme, l'erreur ses autels ; mais qu'est-ce à
dire ? Peut-on ne pas espérer, peut-on ne pas croire à une
régénération ? et ne serait-il pas trop affligeant de penser
que cette génération qui arrive n'aura plus rien à faire
qu'à fouiller un peu la cendre de ses pères, et à creuser son
tombeau.

La Pharmacie a fait dans ces derniers temps un pas de
géant : elle s'est débarrassée d'une foule d'erreurs qui sem-
blaient la retenir captive ; elle a rejeté au loin toutes ces
vieilleries, monument antique et grossier de l'ignorance
des peuples ; elle a beaucoup fait, et il reste encore à
faire. Le champ qu'elle a devant elle, est vaste, il est immense : c'est la Nature. C'est là que l'homme peut s'engager
hardiment. C'est par sa raison et son intelligence qu'il for-
cera la Nature à lui dévoiler ses secrets. Et quel spectacle
n'est-ce pas à l'œil de l'observateur, que celui de voir l'homme si
faible et si chétif, venir, le scalpel à la main, disséquer le
grand squelette de la Nature, ouvrir les entrailles de la
terre, ou bien s'élever par degrés à des hauteurs où la
pensée humaine peut à peine le suivre.

Voilà cependant ce que fait l'homme quand l'amour du
travail échauffe son cœur. Ah ! que la science de la Nature
est belle, Messieurs ! Que de jouissances en tout genre n'of-
fre-t-elle pas à celui qui sait l'observer d'un œil attentif !
Voyez cette multitude infinie d'êtres qui tous se présentent

avec des formes et des attributs différents ; voyez ces formes se développer, vivre, mourir ; voyez leurs lois, l'organisation de leur être, leurs besoins et le reste. Quel homme aurait le cœur assez froid pour demeurer insensible à de pareilles sensations ? Où est le peintre, le poète, le philosophe, l'homme de la Nature qui ne se sente transporté à la vue de si magnifiques tableaux que nous offre la Nature dans tous les règnes ? et soit que nous la considérions morte ou vivante, animée ou inanimée, pensante ou non pensante, l'imagination trouve toujours de quoi se satisfaire, car la Nature n'est jamais en défaut vis-à-vis de l'homme.

La science générale qui embrasse cette étude immense se divise en différentes parties, et chacune d'elles forme une science à part, dont les principales sont :

1° La Zoologie ;
2° La Botanique ;
3° La Minéralogie ;
4° La Géologie ;
5° L'Hydrologie ;
6° La Gazoologie ;
7° L'Astronomie ;
8° La Conchologie ;
9° La Physique.

Si maintenant, Messieurs, détournant nos regards de ce cadre immense devant lequel la pensée humaine semble s'anéantir, rapportant nos idées vers d'autres objets, nous venons à considérer les travaux du chimiste étudiant les lois et les rapports des corps, expliquant leur existence, démontrant leurs affinités, les envisageant enfin sous sept points de vue, sept rapports différents, ce sont là des jouissances qui vont bien avant dans l'ame.

Vient ensuite la Botanique qui nous fait connaître les végétaux ; puis, la Minéralogie qui nous fait connaître les minéraux ;

puis, la Zoologie qui nous fait connaître les animaux ; puis encore, la Physique qui nous fait connaître les propriétés générales et permanentes des corps, les lois qui les régissent et les actions réciproques qu'éprouvent ces mêmes corps à des distances plus ou moins considérables, sans toutefois altérer leur intime nature.

Puis enfin la matière médicale science d'emprunt, la première si l'on veut, dans l'ordre de la nature, mais la dernière dans l'ordre de nos classifications.

Voilà les différentes parties de la science dont aura à s'occuper désormais la Pharmacie. Trop long-temps restreinte dans les mains d'un manipulateur, ses progrès ont été retardés ; car il arrivait que presque toujours on faisait d'habiles marchands de drogues, de bons manipulateurs et d'ignorants pharmaciens. De là, Messieurs, n'en doutons pas, le peu de considération qui, dans le passé, s'attachait au nom d'apothicaire. Je sais très-bien qu'en parlant ainsi j'encours la disgrâce de quelques hommes à vieux préjugés ; mais, après tout, qu'y puis-je si la vérité les blesse et leur déplaît ? Est-ce donc ma faute, et dois-je aux convenances le sacrifice de la vérité ? Non, Messieurs, lorsque je suis venu ici, j'y suis venu avec la ferme conviction d'exposer franchement mes idées, de dire la vérité telle que je l'ai sentie ou ai cru la sentir ; et quels que puissent être mes torts, j'aurai au moins le mérite d'être sincère. Je sais ce qu'a d'admirable le passé, et en beaux caractères et en génies sublimes ; et si la génération qui s'éteint emporte avec elle, dans la tombe un reste d'orgueil ; si elle nous jette un défi, en nous montrant les grands noms de son histoire, qui a droit de s'en étonner ?

La Pharmacie a trois grandes époques, trois époques de régénération. Qui de nous, Messieurs, verra la quatrième ? Qu'elle vienne encore reculer les bornes de la science ! Tout n'est pas fait ; il reste encore à faire ; chaque génération a ses fruits, ses lauriers à cueillir. On nous dit que l'intelligence s'éteint. Renvoyons ce reproche à qui nous l'adresse ; car ceux-là se trompent de siècle. Disons-leur : l'intelligence ne s'éteint pas ; seulement elle change d'aspect ; elle s'ouvre une route nouvelle. Une philosophie, dit M. Durand, ou devient spirituelle dans les sciences, ou devient plus méthodique ; et c'est par la méthode qu'on apprend à bien savoir et à bien dire ce que l'on sait.

J'ignore quelle autre science eut plus d'erreurs dans le principe et par la suite même que la Pharmacie. Que de paradoxes enfantés par le caprice, fomentés par l'orgueil, vinrent s'établir au nom de la raison ! Eh ! Dieu sait s'il a fallu des efforts à l'intelligence humaine pour arracher à l'ignorance ses préjugés.

Je sais qu'il existe encore parmi nous des hommes dont les opinions surannées se refusent à croire les choses les plus évidentes. Tant pis pour eux s'ils ferment les yeux à la lumière, s'ils rejettent le bon pour courir au mauvais. Hommes de système et non de raison, de parti et non de bonne foi, à qui pensez-vous en imposer avec vos grossières et trop absurdes théories. Non, ce n'est pas ainsi qu'on enchaîne la raison, et l'esprit humain va toujours se perfectionnant ; sa devise est agrandissement. En voulez-vous une preuve ? Jetez les yeux autour de vous ; voyez un peu ce qui a été dit, ce qui a été pensé, ce qui a été fait ; voyez comme, au milieu de ce grand travail, de cette lutte des intelligences et des passions, la pensée se fraie toujours une route, comme elle surmonte les obstacles, comme elle brise les chaînes, et renverse les opinions. Où est l'homme qui, vingt fois dans sa vie, ne s'est arrêté pour considérer la marche que prennent quelquefois les événements ? Quel est celui qui n'a pas dit : là, il y a un travail de Dieu. Ce n'est pas aujourd'hui qu'on pourrait trouver cet homme ; car, par le temps qui court, les événements, les opinions, les systèmes, les croyances et l'homme tout entier vont et viennent,

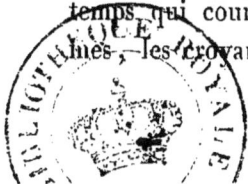

se succèdent avec tant de rapidité que quelquefois on a peine
à croire à ce que l'on voit. Nous sommes encore sous la
grande impulsion que donna le grand siècle ; il s'opère parmi nous un grand travail ; chacun le reconnaît ; mais nul
ne sait ce qu'il produira : les uns crient victoire, les autres
défaite ; ceux-ci régénération, ceux-là destruction. Seulement
est-il vrai de dire qu'au point où sont portées les choses, il
n'est plus possible de s'arrêter : il faut aller en avant ou en
arrière ; le *statu quo* est chose impossible aujourd'hui. Le grand
et illustre Boerrhave disait : une fois le branle donné, les sciences
marchent comme malgré elles ; c'est une grande vérité que
Buffon a dite en d'autres termes. Non, Messieurs, rien ne peut
arrêter le progrès de l'esprit humain ; c'est un torrent qui ne
connaît pas de digue. L'homme a beau se roidir et contre
lui-même et contre ses semblables : une fois le signal donné,
il faut qu'il marche, qu'il obéisse à sa loi, qu'il accomplisse
son devoir, qui est de se perfectionner de plus en plus ; il
est du reste si beau pour l'homme de se donner en quelque
sorte une nouvelle vie, de perfectionner son être, d'élever
son esprit à la contemplation de tout ce que la nature a
de plus beau et de plus imposant pour l'ame, de devenir
utile à son semblable, de soulager ses maux, qu'il n'y a
pas lieu de s'étonner si l'amour de la science fait battre
tant de cœurs. Que de douceurs, que de jouissances n'a-t-
elle pas pour celui à qui elle accorde ses faveurs! Un auteur
de notre époque (1) compare la science à une maîtresse adorée,
dont les rigueurs nous accablent, dont les faveurs nous eni-
vrent. Mais d'où vient donc, Messieurs, que, si la vérité a
tant de charmes, tant de bonheur pour celui qui l'a trouvée,
tant d'hommes semblent se passionner pour l'erreur? D'où
vient encore cette indifférence, cette tiédeur de certains
esprits qui s'en vont cheminant la vieille route de leurs

(1) Galien, doctrine philosophique.

pères, ne tournant jamais la tête derrière eux, pour ne pas voir les générations qui les suivent, ne voulant les avertir ni des écueils qu'elles ont à éviter, non plus que des vérités qu'elles ont à suivre.

Fiers du passé, peu satisfaits du présent, prophètes malheureux de l'avenir, à les entendre, on croirait que la vérité doit descendre avec eux dans la tombe. Et que penser, Messieurs, de ces hommes qui se refusent à toute innovation, à toute nouvelle doctrine dans la science? Osent-ils dire qu'ils ont tout vu, tout fait? Tant s'en faut; il reste encore plus à faire qu'il n'y a de fait. Et qui oserait assigner des limites au génie? qui oserait lui dire : c'est là que tu devras t'arrêter? Ce n'est pas une main d'homme qu'il faudrait, mais une main de Dieu.

Oui, Messieurs, les pharmacologistes de l'époque ont compris que, pour être pharmacien, il ne suffisait pas de bien manipuler, d'exécuter, avec conscience et habileté, des formules : il y a quelque chose au-delà; nous ne pouvons le faire mieux sentir qu'en rapportant un passage du savant M. Viray. « Le vrai pharmacien, dit M. Viray, est l'homme instruit et estimable qui tient son rang dans la société; il est celui que l'on consulte le plus souvent, je ne parle point pour la santé seulement, mais pour toutes les opérations de la vie ordinaire : lui seul peut répandre de vraies lumières sur la salubrité publique. S'il y a un vin frelaté, une eau mal saine, un air méphitique, un aliment dangereux, à qui peut-on mieux s'adresser qu'au pharmacien chimiste pour y remédier? Un minéral contient-il des substances métalliques ou des sels qu'on puisse exploiter? telle plante est-elle utile pour aliment, pour teinture, pour médicament, pour les arts? comment extraire de tel fruit ou de telle racine du sucre ou une fécule nourrissante? comment neutraliser, analyser telle liqueur? qui se connaît mieux dans les arts ou la technologie que le pharmacien? »

Après cela, Messieurs, il semble qu'il ne resterait plus qu'à se taire, à dire au pharmacien : connais tes devoirs, tes droits. Sache qui tu es et à quel titre la société te reçoit dans son sein.

La Pharmacie demande à être étudiée sous deux points de vue, deux aspects différents : d'abord en elle-même, puis par rapport aux sciences qui la composent. Dans les premiers jours, la Pharmacie fut plutôt un art qu'une science : confondue avec presque toutes les autres connaissances, dans les mains du sacerdoce, ses progrès furent lents ; elle mit d'abord tout à contribution ; elle vit dans chaque chose un remède ; elle poussa même quelquefois son fanatisme jusqu'à la cruauté. La Chimie était alors occupée à réaliser des rêves provoqués par l'égarement de l'imagination ; elle voulait à tout prix trouver la pierre philosophale, et on sait les nombreuses disputes qui eurent lieu à ce sujet parmi les chimistes de cette époque. L'histoire de ce temps-là n'est pas sans quelque intérêt ; elle peut nous donner la mesure, nous apprendre combien il est difficile à une science de se constituer, et surtout de se constituer de ses propres mains. C'est ainsi cependant que dut s'élever la Pharmacie. Sans autre guide, sans autre raison que l'expérience, elle eut à traverser des siècles ; et, à l'époque où arriva Baumé, il se trouva que cette science était encore presque toute à refaire. C'est lui qui lui donna véritablement des bases solides ; il fut à la Pharmacie ce qu'avait été Tournefort à la Botanique, Lavoisier à la Chimie, Haüy à la Physique ; ils appliquèrent la théorie à la pratique, la raison à l'expérience. Il ne suffit plus dès-lors de dire : la chose est, et cela nous suffit ; il fallut en connaître la raison, et dès ce moment, on dut s'occuper des lois et des rapports des corps, de leur affinité et le reste. Je vous laisse à penser, Messieurs, si un pareil champ était vaste pour les hypothèses, et combien la raison humaine devait se sentir petite en prise avec la nature dans

ce qu'elle a de plus mystérieux ; c'est donc chose admirable
et bien belle à dire que celle d'un si grand travail opéré en si
peu de temps. Gloire à eux ! gloire et reconnaissance !...

La Pharmacie a des rapports intimes avec la Chimie.
Schéele, dont le nom se rattache à tant de belles décou-
vertes, Schéele que Thomsom se plaît à appeler le Newton
de la Chimie, disait : la Chimie et la Pharmacie marchent
côte à côte. Cela est si vrai, Messieurs, que ces deux sciences
se confondent le plus souvent, que l'on ne peut pas être
pharmacien sans être chimiste. J'en appelle à vous tous ,
Messieurs, n'est-ce pas vrai que, depuis, Lavoisier, la Pharmacie s'est considérablement agrandie ? que dis-je ? elle s'est
transformée ; et si les hommes antérieurs à 1700, repa-
raissaient sur la scène, reconnaîtraient-ils cette science que
leurs mains avaient façonnée ? Ne demanderaient-ils pas
quel grand architecte a touché à l'édifice ? quelle main a
ainsi rajeuni la science ? Il subsiste cependant encore parmi
nous une foule d'abus, d'usages grossiers, d'habitudes aussi
déplaisantes que pénibles à remplir pour l'élève en Pharmacie.
Ces abus, du reste, nous ont été signalés par une plume
éloquente (M. Viray). Elle nous a dit tout ce qu'il y a
de vilain dans cette manière d'agir des praticiens vis-à-vis
de leurs élèves ; c'est du reste si peu en harmonie avec les
idées de l'époque, si peu du goût d'un chacun, qu'à bien
considérer l'esprit des choses, c'est véritablement un contre-
sens, et ce serait assez mal servir sa cause, que de s'obstiner
à rajeunir de pareilles erreurs : leur temps est venu ; que
justice leur soit faite à tout jamais. N'allez cependant pas
croire, Messieurs, que je me range sous la bannière de ces
réformateurs outrés, qui comptent pour rien l'expérience des
siècles ; de ces novateurs hardis qui se figurent que la science
n'a jamais eu de véritables interprètes, et qui se présentent
comme les nouveaux apôtres de la vérité. Dieu me garde
de pareils sentiments ! La raison est de tous les siècles : elle

ne vieillit pas; les erreurs et les exagérations passent, parce qu'il est dans la destinée de l'erreur d'être passagère ; mais la vérité ne passe pas; elle est éternelle de sa nature; elle n'a à dépendre ni des hommes, ni des choses; elle a sans doute, elle aussi, ses jours, ses moments, comme tout le reste : l'ignorance, les préjugés, les sophismes, sont tout autant d'ennemis qu'elle a à combattre ; et vous savez, Messieurs, s'ils sont dangereux : non contents d'entraver la marche des choses, ils ruinent les systèmes et engendrent malheur et désordre.

Nous sommes parvenus à un temps, Messieurs, où l'on se dissimulerait envain le grand travail qui s'opère dans les sciences. Il y a dans le monde je ne sais quoi qui pousse les esprits : le petit comme le grand, le faible comme le fort, tout s'agite ; ce n'est plus par les sentiers battus qu'on voudrait marcher. Chacun prétend se faire un chemin à sa guise ; aussi voyons nous opinion sur opinion, système sur système ; du jour au lendemain tout change. La Pharmacie d'aujourd'hui ne ressemble en rien à celle d'hier. Il est possible que celle de demain ne ressemble en rien à celle d'aujourd'hui ; car il est vrai de dire qu'au point où sont portées les choses, il doit s'opérer une grande réforme. L'esprit d'analyse qui s'étend partout, fait tous les jours d'immenses progrès dans la Chimie, et il serait impossible de prévoir le point où elle marquera sa dernière possession, quelle sera sa dernière conquête... Oui, Messieurs, l'élan est général; il ne s'agit plus que de bien comprendre là où nous devons aller et quelle route il nous faut suivre. Avant d'étudier une science, il faut bien comprendre dans quel ordre elle doit être étudiée ; et pour cela il faut commencer par en bien tracer les parties, dire quel est son objet, la définir, la diviser, exposer la méthode qui lui convient; et c'est précisément ce que l'on avait négligé de faire en Pharmacie jusque dans ces derniers temps, et ce travail n'est encore qu'à moitié fait.

Une science, Messieurs, quelle qu'elle soit, a nécessairement besoin d'une nomenclature systématique, et aucune n'en a peut-être plus de besoin que la Pharmacie. Toute nomenclature suppose une théorie ; et, à bien prendre, la nomenclature est en elle-même l'expression d'une théorie tout entière. Pour quiconque a un peu réfléchi sur les progrès de l'époque, pour celui-là, il n'y a pas de doute que c'est dans les idées de théorie et de classification que réside principalement le progrès. Un fait que vous avez tous observé et qui vous a frappés, c'est cette liberté, cette indépendance au milieu de laquelle vivent toutes les intelligences. La pensée du maître, pas plus que sa parole, ne peut entraîner les esprits. Chacun aime à se rendre compte de ses sensations ; chacun, après avoir recueilli des faits, veut les comparer, savoir quelle est leur valeur réelle. Voilà un des faits que vous avez tous observé, et qui caractérise notre époque.

Pour celui qui observe la marche d'une science, il y a toujours deux faits à constater, deux idées à rapprocher : voir ce qu'elle est et ce qu'elle a été. Le passé est le grand livre vers lequel nous retournons sans cesse.

Aujourd'hui, toutes les sciences sont en faveur. Il n'y a plus de monopole d'état. Dans les premiers temps, les chimistes portaient le nom de créateurs, parce qu'on donnait à cette science une source divine.

J'arrive, Messieurs, à un fait qui, mieux que tout le reste, caractérise le progrès de la science pharmaceutique à l'époque où nous sommes. Il domine de toutes parts ; aussi, doit-il être aperçu des moindres intelligences ; et vous l'avez déjà compris, c'est des modifications et des simplifications nombreuses qui ont été faites dans cette science que je veux parler ; cette réforme à laquelle la médecine et la chimie principalement ne sont pas restées étrangères ; car c'est depuis que cette dernière s'est appuyée de l'expérience et des principes d'une saine physique que la Pharmacie a été véritablement agrandie. Cette réforme, dis-je, qui a produit tant de bien, nous présage encore d'heureux jours dans l'avenir. Je vous l'avoue franchement, Messieurs : c'est avec quelque plaisir qu'après avoir vu le beau d'une science, on jette les yeux sur soi, autour de soi, et qu'on se voit jeune, à cet âge où l'avenir nous sourit encore ; c'est que véritablement ce n'est qu'à cet âge qu'on a tout le zèle, tout le dévoûment que réclame la science.

Un auteur de notre époque a dit : la science demande des athlètes toujours disposés à combattre : celui-là a dit vrai.

Il faut constater encore ici, comme cause de progrès, l'insti-tution de plusieurs journaux périodiques, admirer la constance de leurs auteurs, leur zèle qui ne s'est pas démenti un jour. J'aurais un champ vaste à parcourir, si je voulais assigner les différentes causes qui ont contribué à porter la Pharmacie au point où elle se trouve. Je ne le pourrais sans excéder les bornes d'un discours ; aussi, n'en dirai-je plus qu'un mot. Sans doute, Messieurs, qu'il me serait bien doux de réveiller la mémoire de ces grands hommes, de m'instruire avec eux ; car je n'ignore pas combien ils sont féconds en sublimes leçons pour l'esprit qui sait les consulter ; mais le temps me presse, Messieurs, car je crains de fatiguer votre attention, et j'ai besoin de quelques instants encore pour finir la tâche que je me suis imposée ; ce n'est pas sans bien des réflexions, non plus que sans quelque crainte que je me suis décidé à venir ici ; et j'aurais été bien téméraire si j'avais apporté, dans cette réunion, d'autres idées, d'autres sentiments que ceux que me dicte l'amour de mon état, le besoin où je me trouve de remplir dignement la mission qui peut-être me sera bien-tôt confiée. A Dieu ne plaise qu'on pût croire que j'ai cédé à quelque mouvement d'orgueil, à ces toutes petites et trop misérables inspirations de l'amour-propre ! Si tant on voulait chercher la cause de ce mouvement, de cet en-traînement décidé des esprits vers les nouvelles doctrines, il ne faudrait pas s'arrêter à des faits généraux qui, le plus souvent, n'expliquent rien, mais bien aux faits particuliers, source première de toutes nos idées. Ne l'oublions pas, Messieurs, c'est dans les idées de détail qu'on se trompe le plus généralement.

Si quelque chose mérite notre sollicitude aujourd'hui, c'est de voir s'éteindre parmi nous cette institution d'origine bâtarde qu'on nomme jury. Qu'est-ce donc que cette distinction insultante? Ne sommes-nous pas tous pharmaciens aux mêmes conditions? N'exerçons-nous pas tous les mêmes fonctions? N'avons-nous pas tous les mêmes devoirs à remplir vis-à-vis de la société? et le mandat de l'un n'est-il pas le mandat de l'autre? Mais, va-t-on me dire, le pharmacien de campagne n'a pas besoin des mêmes connaissances que le pharmacien de ville. Ceux qui me font une pareille objection seraient fort embarrassés d'y répondre. Et n'est-ce pas là une pure niaiserie? n'est-ce pas du dernier ridicule? comme si l'homme des champs ne tenait pas à la vie comme l'homme de la ville, et si la santé de l'un n'était pas aussi précieuse que la santé de l'autre. Je ne vois rien ou presque rien qui puisse légitimer une pareille institution, aujourdh'ui surtout. Qu'elle ait ses partisans, je le conçois : il est dans la nature de chaque chose d'avoir ses adorateurs. Un fait que je ne ferai que signaler en passant, et qui pourrait peut-être résumer tout ce discours, c'est cette divergence d'opinions, cette manière d'envisager les choses, cette nécessité, en quelque sorte pour chacun, d'avoir son système, son mode.

Il me resterait, Messieurs, à vous parler des hommes qui ont enrichi et qui enrichissent encore, tous les jours, la science de nouveaux faits. Ce travail serait assez de mon goût, si je ne prévoyais qu'il dût être trop long pour trouver place ici. Il suffira du reste de ce que je viens de dire, pour rappeler à votre esprit les noms des Pelletier, des Cavanton, des Planche, des Robiquet, des Henri, des Chevalier, des Chereau, etc.; ce dernier qui a doté la science d'une très-bonne nomen-

clature qui a servi admirablement à faciliter la langue de la
science ; elle ne laisse cependant pas pour cela d'avoir eu ses
antagonistes. Certains hommes se sont récriés de ce qu'on
venait embarrasser la science de nouveaux mots : il est facile
de purger cette accusation, de démontrer combien un pareil
langage est peu réfléchi. Ignorent-ils que ce sont les mots qui
donnent le sens à la chose ; que ce sont eux qui lui assignent
sa place, qui nous la rendent plus ou moins sensible, qui
réalisent l'expression de nos idées ; ignorent-ils encore que le
progrès d'une science est toujours marqué par celui de ses
nomenclatures.

Je sais, Messieurs, qu'on n'embarrasse que trop souvent l'é-
tude des sciences d'idées spéculatives ; je sais encore que, poussés
par un esprit d'innovation, certains hommes cherchent les idées,
les faits nouveaux, sans s'enquérir si le passé est achevé ; s'il
a donné ce qu'il a promis ; mais à cela que répondre ? Crier
est un besoin de toutes les époques : c'est la passion dominante
de l'homme qui cherche constamment des routes inconnues,
des moyens ignorés, pour arriver à ses fins ; et ce serait bien
mal connaître l'espèce humaine que de la suivre toujours par
le même sentier. Non, l'esprit humain n'a ni une marche
générale, ni une marche régulière.

Avec l'amour du vrai, le travail et l'ordre, tout est possible.
Ce n'est pas la foi qui nous manque : nous croyons, et c'est
parce que nous croyons que nous agissons.

La Pharmacie, Messieurs, en s'acheminant vers de nouvelles
destinées, ne renie ni son passé ni sa gloire. La génération
actuelle a eu sans doute à détruire de grandes erreurs, tout
comme elle a eu à continuer de grandes vérités ; et ne nous
pressons pas trop de démolir : l'édifice par terre, il faudrait
peut-être le reconstruire avec ces mêmes matériaux que nous
avions cru n'être bons à rien ; et, puis encore, Messieurs, se-
rions-nous sûrs de trouver les mêmes architectes ? car, je
vous le demande, et cela la main sur la conscience, le dix-

neuvième siècle peut-il avoir assez de confiance en ses propres
forces pour se dire l'égal du dix-huitième?

Je veux maintenant répondre à un reproche qui nous est
journellement adressé. Certains pharmaciens se plaignent de
ce qu'on ne vieillit pas, comme par le passé, dans une officine
ou derrière un comptoir. Ce reproche semble tenir de l'égoïsme,
et, outre cela, il a quelque chose de souverainement absurde.
Faut-il, Messieurs, qu'il se rencontre des hommes qui ne conçoi-
vent ou ne veulent pas concevoir toute l'inconséquence de
pareilles théories? faut-il qu'il se trouve des esprits qui
demeurent tant en arrière de leur siècle? Ils ne voient pas
à quoi se réduirait leur système; ils ne comprennent pas
qu'avec de pareilles idées ils feraient de la Pharmacie une science manœuvre. Le passé ne nous a-t-il donc rien appris? et vaut-il
tant la peine d'être les tard-venus? Certes, il ne faut pas un
grand effort de logique pour s'élever à de telles vérités; il suffit
des plus simples considérations. Je suis loin de croire, Messieurs, que les faits les mieux prouvés, la raison et l'expérience, puissent convaincre tous les esprits. Il est des hommes
que l'habitude rend esclaves; il en est qui tiennent à leurs
erreurs; il en est enfin dont les yeux enténébrés ne voient
jamais les choses telles qu'elles sont. Quand la théorie de Stal,
qui a fait tant de bruit dans le monde, fut renversée par les
belles expériences de Berthollet et de Lavoisier, tout le monde
reconnut bientôt la supériorité de la nouvelle théorie; et cependant, que d'hommes se refusèrent à la reconnaître pour
telle! Le célèbre Blach écrivait à Lavoisier : « J'ai reconnu la
» supériorité de votre théorie, et malgré cela il m'en a coûté
» beaucoup de l'adopter, habitué que je suis, depuis trente
» ans, à enseigner la théorie du phlogistique. »

Faut-il s'étonner après cela, Messieurs, de tant de bizarreries
de tant de contradictions en apparence inexplicables, de cette
divergence d'opinions, de ces manies qui divisent tant d'hommes dont les efforts réunis concourraient si bien à réaliser les
espérances du nouveau siècle?

L'union, Messieurs, c'est la force ; pour être forts soyons unis, tous amis de la science et par conséquent tous amis de la vérité, et la vérité, Messieurs, n'a qu'une route.

Il est un âge où l'ame s'ouvre à toutes les nobles inspirations, où le cœur bat pour tous les sentiments généreux ; cet âge, Messieurs, c'est le nôtre ; tâchons de le bien mettre à profit, et je finis.

A entendre certains hommes, le cercle des erreurs serait parcouru et apprécié ; au dire de bien d'autres, il y aurait, au cœur de la société, un mal qui la rongerait. Certains la voient toute resplendissante de gloire ; d'autres la voient toute cadavéreuse ; mais nous, jeunes gens, à qui notre âge fait en quelque sorte un devoir d'espérer, nous qui sommes purs de tout excès, quel parti prendrons-nous ? Lequel des deux est le plus conforme à nos besoins et à nos idées ? Pour moi, Messieurs, qui ai quelque confiance dans l'avenir, je ne me figurerai jamais que tant de zèle et d'envie, que cette ardeur fiévreuse de connaître qui travaille aujourd'hui la société entière puisse ne pas amener quelque heureux résultat ; qu'un travail fait avec tant de diligence soit perdu pour la société ; que, de cette lutte où tant de jeunes athlètes périssent en combattant, il ne nous advienne quelque chose.

Oui, Messieurs, nous devons espérer : nous le devons, parce que nous sentons qu'il est au fond de nos ames quelque fibre de saine ; que tout n'est pas gangrené, comme semblent le croire quelques esprits ; nous le devons parce que le désespoir est une lâcheté.

NOTE.

Le titre le plus ancien et le plus authentique de la Pharmacie et du but qu'elle se propose, se trouve dans l'Écriture sainte. *Lib. Ecclesiast, Cap. XXXVIII.*

Dans le court période de 1783 à 1800, la chimie a fait plus de progrès que dans la longue série d'années qui s'étaient écoulées depuis son berceau jusqu'à sa restauration. La Pharmacie ne fut pas indifférente à ce progrès; car de cette époque date pour elle aussi une ère nouvelle.

A mesure que la sphère de nos connaissances s'agrandira, nous nous affranchirons de ce tribut onéreux que nous payons à l'étranger. Combien de substances fournies par nos contrées pourraient suffire aux besoins et aux maladies qui affligent ces mêmes contrées. Mais, comme l'a fort bien dit M. Bodart, dans tous les temps, on a préféré les objets difficiles à obtenir. Pline se plaignait de ce que, pour un simple mal au doigt, on mettait à contribution les rives de la mer rouge; Campagius s'est fortement élevé contre la passion des remèdes étrangers. Garidel, célèbre compatriote de Tournefort, dans l'histoire des plantes des environs de la ville d'Aix, démontre que cette contrée fournit tous les végétaux nécessaires à tous ses habitants. Taberementus, en Allemagne, était tellement convaincu que chaque pays possède les ressources nécessaires pour combattre les différentes maladies qui s'y développent, qu'il n'employait jamais que des plantes indigènes. Je sais cependant qu'il existe des substances que l'on ne pourra vraisemblablement jamais remplacer. De ce nombre est le kina; mais pour une foule d'autres, le salep et le sagou, par exemple, ne les trouvons-nous pas dans nos orchis de France, et plus abondamment encore, comme le démontrent les expériences de Parmentier, dans le solanum tuberosum.

Le camphre, ne le trouvons-nous pas dans un très-grand nombre de plantes indigènes? et au moyen de nos pruneaux acidules, ne remplacerions-nous pas fort bien les tamarins, comme l'observe Bodard?

Pour les eaux minérales, rien n'est plus commun que d'aller chercher loin ce que l'on a souvent près de soi, ce qui a fait dire à M. Danglade : « Ce qui fait communément le grand mérite d'une source, aux yeux de » bien des gens, c'est qu'elle est bien éloignée du lieu que l'on habite. » Madame de Sévigné a exprimé cette vérité avec son esprit ordinaire, » au sujet de deux personnes qui vont prendre les eaux ; l'un, dit-elle, va » à Vals parce qu'il est à Paris, l'autre à Forges, parce qu'il est à Vals ; » tant il est vrai que, jusqu'à ces pauvres fontaines, nul n'est prophète dans » son pays. »

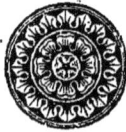

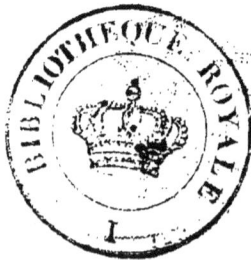

www.ingramcontent.com/pod-product-compliance
Lightning Source LLC
Chambersburg PA
CBHW070147200326
41520CB00018B/5333